NOUVELLES CONSIDÉRATIONS

SUR LA

FLUXION PÉRIODIQUE DES YEUX

SUR LE CHEVAL;

SUR SES CAUSES RÉELLES, ET SUR LE TRAITEMENT RATIONNEL
ET PLUS SUREMENT CURATIF QUI LUI EST APPLICABLE.

1862

NOUVELLES CONSIDÉRATIONS

SUR

LA FLUXION PÉRIODIQUE DES YEUX SUR LE CHEVAL;

SUR SES CAUSES RÉELLES, ET SUR LE TRAITEMENT
RATIONNEL ET PLUS SÛREMENT CURATIF QUI LUI EST APPLICABLE,

(Lues à la Séance du 21 août 1861 de la Société vétérinaire de la Marne);

PAR M. DEMILLY AINÉ,

Membre de l'Académie impériale de Reims, de la Société impériale et centrale de médecine vétérinaire et d'autres sociétés savantes.

Il n'y a pas d'effets sans causes, et en médecine ceci est un axiome redoutable, parce qu'il exige des recherches sans fin et qu'il conduit souvent à l'inconnu; cependant il ne faut pas l'oublier, car en pathologie c'est toujours la clef qui doit lever le secret des nombreuses maladies qui frappent les hommes et les animaux.

En 1847, j'ai déjà signalé avec rigueur les soins qu'il fallait mettre à rechercher scrupuleusement la cause véritable des maladies, et, à cette époque, pour appuyer mes convictions, je faisais connaître une affection restée jusque-là inconnue et inaccessible à toutes sortes de médications, parce que la cause qui devait heurter les yeux, tant elle est commune et frappante, n'avait encore été prévue ni appréciée par personne; il s'agissait d'une maladie de peau qui se développait et se propageait tout simplement au contact des poules et des poulaillers, et qu'on ne pouvait jamais guérir parce que l'on ignorait les causes qui lui donnaient naissance et qui l'entretenaient (1).

Dans le même but, j'ai encore signalé en 1854 comme causes de maladies une substance très commune, l'écorce du faux acacia, de laquelle non plus jusqu'alors personne n'avait remarqué les effets dangereux, toxiques et mortels.

Aujourd'hui, je vais m'occuper d'une affection qui, bien que d'un autre ordre, se rattache néanmoins aux premières, par le peu de succès qu'obtiennent en général les vétérinaires en cherchant à la combattre, et aussi parce que ces insuccès tiennent à une appréciation vicieuse des causes, à une interprétation superficielle des symptômes, et enfin à une application souvent erronée de la médication.

C'est de la fluxion périodique que je vais parler, et cette affection frappe trop fréquemment les animaux de l'espèce chevaline, auxquels tout le monde porte tant d'intérêt, pour qu'on n'accueille pas avec quelque faveur des observations qui ont pour but de prévenir, d'éteindre ou d'amoindrir les conséquences souvent funestes de cette grave maladie (2).

L'œil est un organe très délicat, excessivement susceptible, et qui doit vite traduire les impressions irritantes, directes, ou maladies qu'il reçoit; aussi voit-on les moindres poussières, des corps étrangers, souvent imperceptibles, le froid, la chaleur, la lumière ou l'obscurité, produire de vives douleurs, du larmoiement et de la rougeur, et déterminer des inflammations plus ou moins intenses de cet organe.

Les inflammations de l'œil ou les ophthalmies sont très

(1) Je rappelle d'autant plus volontiers cette découverte, dont je tiens à ce qu'on me sache l'auteur, qu'en d'autres lieux j'ai compté, en vain, sur la délicatessse connue du directeur du Recueil, M. H. Bouley, lorsqu'on la lui attribuait, pour me la restituer à moi seul qui en ai le mérite.

(2) D'après une statistique de M. Reynal il y a des contrées dont le nombre des chevaux frappés de cette maladie, et qui en perdant la vue s'élève à 400 et même à 700 sur 1000.

communes sur tous les animaux ; mais, si les inflammations essentielles ou primitives sont très communes, de suite il faut le dire, sur le cheval, celles-ci, généralement, sont bénignes et peu dangereuses.

En effet, un grand nombre d'accidents sur les yeux dérivant de l'extérieur sont rarement funestes pour la vue, car j'ai vu des chevaux avoir l'arcade orbitaire fracturée et de ses parties enlevées, la cornée ouverte et les yeux aplatis par des contusions les plus violentes, qui, cependant, guérissaient vite et recouvraient parfaitement la vision ; j'ai vu des déviations des cartilages tarses des paupières et des trichiasis, exerçant pendant des années une irritation permanente sur l'œil, la conjonctive et la cornée lucide, sans, pour cela non plus jamais, produire la cécité.

De ceci on doit déduire nécessairement que les inflammations, et spécialement celles qui proviennent de chocs, violences ou de frottements extérieurs, ne doivent entraîner la perte de la vue que si, primitivement, l'œil a été détruit ou désorganisé, par ces chocs ou ces violences elles-mêmes.

Si l'inflammation de l'œil, ou l'ophthalmie, pour les médecins et les vétérinaires, n'importe d'où elle dérive, est toujours l'inflammation d'une ou de plusieurs des parties qui concourent à la constitution de l'organe visuel, cette dénomination, trop généralisée, a le grand inconvénient, d'abord d'être trop vague, mais ensuite, si on songe à la bénignité, à l'insignifiance de quelques-unes, comparées à la complication, à l'importance et à la gravité des autres, et surtout, si on veut prendre en considération les causes ou le principe qui les provoquent et les entretiennent, on verra comme elle est vicieuse, et comme elle peut entraîner à des erreurs graves et compromettantes.

Il y a des ophthalmies qui sont immédiates à des causes qui agissent extérieurement et directement sur la vue, et il y en a d'autres qui ne proviennent que d'une maladie ou d'un vice dans la constitution des sujets ; dans le premier cas, c'est réellement une inflammation de l'œil ou une ophthalmie, et c'est elle qu'il faut combattre ; dans le deuxième, elle n'est plus qu'un effet, et ce n'est plus que dans l'extinction ou la destruction du vice primitif que l'on peut atteindre le mal et en triompher.

La première est primitive, essentielle, idiopathique, et c'est elle qu'il faut directement traiter; la deuxième n'est plus, elle, que consécutive à un vice ou à une autre maladie, et c'est à ces derniers qu'il faut s'attacher, et les attaquer sans penser à l'ophthalmie qui s'éteindra sûrement avec sa cause si on est parvenu à la détruire.

Pour ne pas s'égarer, il y a encore une chose essentielle à bien noter, c'est que la première est due à un état de surexcitation et d'inflammation véritable qu'il faut abattre par des saignées et des débilitants; tandis que l'autre, celle dont je m'occupe plus spécialement, est due à un état de faiblesse et d'atonie qu'il faut faire cesser par des toniques et des fortifiants.

Si l'ophthalmie essentielle peut guérir facilement, il n'en est pas de même de la deuxième, qui réclame plus de recherches, plus d'études, plus de soins et de peine pour en triompher.

Il doit être alors bien important de classer diversement ces deux affections différentes de l'œil, puisque procédant d'origines non seulement dissemblables, mais parfaitement opposées, si on les prévient ou si on les traite par les mêmes moyens, inévitablement on devra souvent échouer ou n'obtenir qu'un résultat douteux ou incertain.

C'est donc parce que l'on confond sous le même nom ces deux affections de l'œil dans l'espèce chevaline, que fréquemment la deuxième, mal connue, est souvent mal traitée, et généralement reconnue incurable.

En nosologie, trop souvent on emploie des mots qui expriment sans exactitude l'idée des personnes, ou bien qui ne désignent pas suffisamment les choses, et c'est ainsi qu'on a confondu l'inflammation avec la fluxion; et l'ophthalmie essentielle avec la fluxion périodique des yeux.

Pour ces motifs, nous avons cru indispensable et urgent de diviser les maladies de ce genre en deux classes ou catégories bien distinctes : 1o les ophthalmies, inflammations primitives et essentielles des yeux, 2o la fluxion périodique, engouement ou invasion du même organe par une humeur morbide sanguine ou sanguino-albumineuse, mais résultant d'un principe ou vice constitutionnel prédisposant.

L'ophthalmie essentielle ou primitive se développe sous l'action de causes matérielles que nous avons déjà signalées, elle réclame un traitement direct antiphlogistique.

La fluxion et la fluxion périodique ou intermittente des yeux n'est plus une affection qui exige un traitement, elle n'est que secondaire, que symptomatique, et elle ne réclame aucun traitement direct, parce que, par elle-même d'abord, elle n'a aucune gravité, et qu'elle n'a jamais amené ni décomposition, ni ulcération, ni gangrène, et en outre ce qui est le plus important, parce qu'elle augmente et s'aggrave par le traitement antiphlogistique, qui convient seul aux ophthalmies véritables et ordinaires.

Ainsi, la différence est bien tranchée entre les deux affections de l'œil, puisque chacune d'elles procède d'origine et de causes différentes, et aussi, parce que le traitement antiphlogistique et débilitant est rationnel et convient pour combattre la première, tandis qu'il est irréfléchi, dangereux et excessivement mauvais pour la seconde.

Pour bien déterminer les deux états, je dirai que l'ophthalmie ne doit s'entendre que de l'injection sanguine des vaisseaux de l'organe de l'œil, provenant d'une cause directe et non constitutionnelle ; et que la fluxion intermittente consiste dans l'apparition, dans le même organe, d'un trouble ou d'une humeur morbide, résultant d'une autre maladie ou d'un vice constitutionnel.

Dans le premier cas, l'inflammation est bien la maladie ; et dans le deuxième, le trouble de l'œil n'est plus qu'un symptôme de la maladie qui le détermine.

La fluxion périodique ou intermittente des yeux affecte plus spécialement le cheval, l'âne et le mulet, et elle se développe spontanément sous l'influence de causes négligées et méconnues; elle se traduit par un trouble subit de tout l'ensemble des corps et humeurs transparents de l'œil, et se complique de gonflement des paupières, de larmoiement, de rougeur et d'injection des conjonctives, qui lui ont fait donner la désignation vicieuse d'ophthalmie, et lui ont souvent fait appliquer un traitement funeste et dangereux pour les animaux.

Que le trouble ou la perte de la diaphanéité de l'œil qui se produit sous une influence maladive, diathésique ou constitutionnelle dans la fluxion périodique, soit l'effet d'un épanchement anormal ou d'un vice de sécrétion ou résorption des humeurs, c'est là le caractère essentiel de la maladie, coïncidant souvent avec une inflammation, mais une inflammation par elle-même sans conséquences fâcheuses ni funestes pour la vue.

Que la conjonctive soit rouge et que les vaisseaux soient injectés et saillants, cela ne suffit pas; il faut encore cette teinte grise ardoisée, un trouble de la cornée, des stries et des nuages, couleur feuilles mortes, ou une espèce d'hypopion dans les humeurs aqueuses, pour que la maladie qui nous occupe soit dans sa spécialité bien caractérisée et bien définie.

Il y a quelque temps un auteur belge, M. Guilmot faisait la remarque que, dans la fluxion périodique, le trouble de la vue, ne pouvait provenir d'une inflammation des membranes de la chambre intérieure, parce que, dit-il, l'inflammation, arrivée à son terme, et après avoir parcouru toutes ses phases, il ne restait jamais rien dans cette partie de l'œil : aucune trace, aucune lésion, aucun désordre, tandis que la cataracte est un fait constant, qui termine la fluxion périodique.

Le siége de cette affection ne peut donc être que dans la chambre postérieure et dans la membrane ou capsule du cristallin, puisque c'est constamment dans cette partie qu'aboutissent les désordres, et qu'aussitôt l'opacité du cristallin ou la cataracte formée, les accès cessent d'exister et de se reproduire.

Quant à nous, nous ne pouvons contester l'exactitude de cette remarque, car elle nous parait exacte, juste et rationnelle.

Maintenant, que le trouble porté aux organes de la vue soit bien constaté, et qu'il ait son siége dans l'une ou l'autre partie du globe de l'œil, il n'est, selon nous, toujours que secondaire, et il ne peut être considéré que comme consécutif à un état ou à une cause, sous la dépendance desquels il ne faut pas laisser les sujets ; alors, ce doit être dans son origine qu'il faut découvrir et connaître la fluxion périodique, sans quoi, pour la combattre, tous les efforts seraient inutiles et sans succès.

Quelques auteurs attribuent la fluxion périodique à la dentition et à l'usage de fourrages durs à tiges ligneuses, et à des graines sèches ou racornies dont l'effet serait de produire, pendant la dentition ou la mastication, un afflux de sang vers la tête.

A des causes de cette nature je n'accorde que très peu de confiance ; mais d'autres auteurs ont reconnu et constaté qu'il y en avait de plus sérieuses dans la disposition de certains lieux et dans la topographie de certaines localités ; dans la constitution des sols, dans leurs conditions, dans leurs produits, dans la nature des aliments, et dans l'obscurité et l'humidité des logements et des habitations ; et celles-ci me paraissent plus évidentes, plus sûres et plus rationnelles ; seulement, la plupart de ces dernières ne me paraissent encore agir que sur le tempérament des sujets, et n'avoir encore qu'une action indirecte mais indispensable sur la vue.

Ces causes, toutes débilitantes, plongent d'abord les animaux dans une diathèse particulière, anémique, humorale ou scrofuleuse, et leur donnent une aptitude certaine à contracter la fluxion périodique, ou à n'en pas guérir lorsqu'ils en sont atteints ; et néanmoins, premières de rigueur et indispensables, elles peuvent ne produire leur effet que concurremment avec d'autres causes qui sont déterminantes.

La vraie cause de la fluxion périodique, c'est lorsque les animaux sont faibles, lymphatiques et de grosse humeur, et ce sont ceux-là qui sont tout spécialement exposés à la fluxion périodique, parce que c'est dans leur constitution, et dans cela seul que se trouve la cause indispensable du caractère périodique de cette maladie.

En effet, est-ce que plusieurs auteurs n'ont pas reconnu que les chevaux élevés dans les environs d'Huningue et de Belfort, dans les marais de la Charente, dans la Basse-Auvergne, la Limagne, dans le Bas-Languedoc et le Bas-Cotentin, étaient bien plus exposés à la fluxion périodique que ceux élevés dans les pays secs et arides, qui n'en étaient que rarement atteints; et n'est-il pas rationnel et logique d'en déduire que c'est dans les constitutions pauvres qu'on doit rencontrer et découvrir la cause de cette maladie, qu'on ne voit pas sévir, ou qui ne sévit qu'exceptionnellement sur des sujets à constitution ferme, sèche et vigoureuse.

Je ne veux pas nier qu'il y ait aussi des chevaux de race distinguée qui soient quelquefois frappés de la fluxion périodique, mais ce n'est jamais non plus que sous des influences climatériques, de régime ou d'alimentation vicieuse, qui auront toujours primitivement modifié ou changé leur tempérament ou leur constitution originaires.

On place l'hérédité au nombre des causes de la fluxion périodique, mais en médecine et en physiologie il faut souvent le concours de plusieurs causes pour amener un résultat, et ici, il ne faudrait pas restreindre le développement de cette affection à l'influence d'une seule cause ou d'un seul objet; car si l'hérédité est une cause qui peut déterminer la fluxion périodique, je l'admets comme dans les constitutions lymphatiques, elle peut cependant ne pas suffire. Lorsque, d'un autre côté, les animaux sur lesquels elle aurait pu exercer son action auront été placés dans des conditions capables d'amoindrir ou d'annuler son effet; c'est-à-dire qu'on peut trouver dans l'hérédité une prédisposition à la fluxion périodique, mais, que seule, par l'émigration et le régime, elle peut ne pas agir et rester sans effets.

Or donc si, dans beaucoup de cas, de nombreuses expériences ont pu faire conclure que cette maladie est héréditaire, néanmoins il est certain et incontestable que, quand on transmet par génération une constitution ou des prédispositions favorables à certaines maladies, on peut, par le régime ou la transplantation, prévenir assurément la plupart de celles auxquelles on serait exposé par héritage.

L'hérédité n'est donc qu'une des causes qui peuvent avoir une action prédisposante à la fluxion périodique, mais qui, seule, ne suffirait pas à la produire, si du reste les sujets ont été à temps placés dans des conditions inverses à celles que j'ai signalées comme devant lui être favorables.

En effet, dans les pays secs et chauds, où l'on rencontre des fourrages et des aliments en rapport avec la nature du sol, cette maladie ne se transmet pas héréditairement, puisque, d'après un rapport de Bonneval, sur deux cents poulains élevés au dépôt de Tarbes, deux seulement ont été fluxionnés, bien que la plupart d'entre eux provinssent de parents fluxionnaires.

La gastro-entérite qui a régné en 1825, et qui a reparu par périodes et diversement modifiée, sur tous les points de la France, a provoqué souvent des accès de fluxion périodique, et, simultanément avec les premiers symptômes de cette maladie, ou peu de temps après qu'ils se sont montrés, on a remarqué souvent l'apparition subite d'une affection du globe de l'œil, dont la ressemblance est frappante avec la fluxion périodique, et qui en a le cachet; et c'est bien la même affection, la même maladie symptomatique ou consécutive et accessoire, qui aura les mêmes résultats et entraînera par accès, par intermittences plus ou moins rapprochées, la détérioration de l'œil et la cécité; néanmoins, si, dans la constitution du sujet, ou dans un traitement rationnel et d'une autre nature que ceux généralement mis en usage, on ne cherche pas des modifications aux dispositions que donne inévitablement une première attaque.

Les maladies du genre de celle de 1825 sont donc une des causes de la fluxion périodique, mais seulement encore ici lorsque, par le régime et le traitement, on ne s'est pas mis en garde contre son apparition ou de nouveaux accès.

Je ne parlerai pas de l'influence de la lune, à laquelle on avait attribué la réapparition des accès ; s'il en était ainsi, cela a déjà été réfuté, la maladie reparaîtrait régulièrement, et simultanément sur tous les sujets ; cette idée est trop absurde et je ne m'y arrêterai pas davantage.

Si la fluxion périodique est due à un état diathésique et à des constitutions lymphatiques, faibles et humorales, nécessairement la saignée peut en être la cause et, conséquemment, en hâter le développement et en précipiter les accès.

Dans le commencement de ma pratique, un grand nombre de propriétaires de nos pays, sans motifs sérieux, faisaient saigner leurs chevaux une ou deux fois par an; eh bien! très souvent, j'ai vu la fluxion périodique se développer à la suite d'évacuations sanguines de ce genre.

Ainsi, le 22 octobre 1828, je saignais des chevaux chez un filateur de Reims (M. Camus-Pérard); le 23 et le 24, j'étais appelé pour deux de ces animaux frappés de fluxion périodique.

Le 30 octobre 1829, je saignais quatre chevaux chez un fabricant (M. Leblanc-Assy); le 3 novembre, un de ces animaux avait un œil malade, et c'était la fluxion périodique; en 1836, j'ai encore pu, chez le même propriétaire, remarquer la même affection sur un cheval, le lendemain d'une section de la queue.

Le 6 avril 1834, un marchand de laine me fait saigner son cheval, le 10 il est atteint de la fluxion périodique; le 4 mai 1839, la fluxion périodique se développa sur un cheval de M. Gros à la suite d'une saignée faite deux jours auparavant. Enfin, j'ai encore vu la fluxion périodique se manifester aussitôt après des saignées, chez M. Lemoine, Lajoye, Renneville, Franconni, Strapport et beaucoup d'autres, que je n'ai pas notés, et que, dans tous les cas, il serait superflu de nommer ici.

Bien que la gastro-entérite de 1825, maladie désignée depuis de plusieurs manières, se trouve assez souvent compliquée d'un engouement de la vue qui n'est pas toujours grave, il m'est souvent arrivé, aussitôt après une saignée, de voir cet embarras des yeux dégénérer en fluxion périodique, si, préalablement, je n'avais pas fait précéder l'évacuation sanguine de quelques breuvages on médicaments purgatifs.

La saignée doit donc être à bon droit considérée comme une cause disposante et occasionnelle de la fluxion périodique, et doit de même l'aggraver sur les animaux qui en seraient atteints ou qui y seraient disposés par leur constitution ou par une autre maladie.

Nous devons dire encore que nous avons remarqué que tout ce qui prédispose aux maladies inflammatoires ne nous a jamais paru avoir d'influence sur le développement de la fluxion périodique, tandis que tout ce qui peut placer les animaux dans des conditions opposées nous a paru redoutable, et devoir faire développer cette maladie ou en précipiter les accès.

J'ai dit que je n'admettais pas comme cause de la fluxion périodique, les poussières, les fenasses, les contusions, etc., mais les écuries sombres, humides, manquant d'air, la chaleur des aveugloirs, les transitions brusques du chaud au froid et à l'humidité, la réfraction d'une lumière intense, l'absence d'une clarté suffisante, les travaux avec les pieds dans l'eau, sur le bord des rivières, dans les marais, sur la neige et dans les cloaques ou sur des sols blancs et calcaires, le défaut d'aération et le travail dans l'intérieur des usines, sont des causes indubitables qui peuvent sensiblement hâter le développement de la fluxion périodique et qu'il faut absolument éviter ou détruire, pour en préserver les animaux et éviter de nouveaux accès sur les animaux qui y ont déjà été préparés.

Je dois encore dire que toutes les maladies qui ont déjà affecté les parties contenues dans le globe de l'œil, qu'elles soient dues à la constitution, à l'hérédité, ou même à une cause externe, sont toujours susceptibles de favoriser une récidive, et qu'elles peuvent souvent, et cela comme dans l'espèce humaine, dégénérer en affection intermittente, en fluxion périodique.

Cette désignation de toutes les causes qui provoquent et font développer la fluxion périodique, doit nécessairement nous guider sur le choix des moyens à mettre en usage pour la prévenir et la combattre; et incontestablement, ce qui est évident et qui frappe dans cette désignation, c'est que tout ce qui amollit et débilite a pour conséquence indispensable de développer la maladie ou d'en changer la nature et de l'aggraver, si elle n'est pas encore bien caractérisée, et puis enfin, de la rendre incurable, si son existence était certaine et incontestable.

Maintenant, d'après ce qui est établi, ce ne peut être que sur ces données que nous devons nous guider, tant sur le choix des moyens à mettre en usage pour prévenir la fluxion périodique, que sur ceux employés pour la guérir.

L'œil est un organe que l'on peut examiner facilement, et en général, les maladies qui l'atteignent se traduisent au dehors par des symptômes très faciles à percevoir.

Parmi ces symptômes, si quelques-uns peuvent laisser de l'incertitude sur la nature de la maladie qu'ils semblent traduire, c'est l'exception; car, le plus souvent on peut apprécier d'emblée si on a affaire à une ophthalmie simple, ou si c'est à la fluxion périodique, parce que cette dernière se montre spontanément, sans lésions physiques extérieures, avec des caractères connus, certains et authentiques pour le praticien.

Je ne parlerai pas de la rougeur, de l'injection des conjonctives, du larmoiement et du gonflement des paupières, de l'inflammation, de l'abattement et de l'inappétence que traduit l'irritation de l'œil dans les ophthalmies comme dans la fluxion périodique; ce n'est pas seulement une taie, une tache, ni un cercle bleuâtre ou une plaie ou cicatrice qui peuvent encore exister sur la cornée avec d'autres affections; mais, dans la fluxion périodique, c'est un trouble flagrant des humeurs aqueuses, c'est une teinte jaunâtre, grisâtre ou verdâtre qui en modifie aussitôt l'aspect, la diaphanéité et la transparence, et si les nuages glauques ou sanguins ne se perçoivent pas immédiatement, ils doivent exister et ne peuvent pas tarder à apparaître.

Un épanchement anormal dans le globe de l'œil, avec des nuages gris, striés, jaunes, rougeâtres ou verdâtres, voilà la maladie, c'est là l'état et ce sont là les signes qui la traduisent et la font reconnaître.

En effet, dans le début de la fluxion périodique, une inflammation accompagne toujours l'épanchement; mais cette inflammation, ici, n'est qu'un épiphénomène surajouté à la maladie même; elle peut être plus ou moins intense, varier, se calmer, revenir, se calmer de nouveau, et même s'éteindre entièrement, sans que la source d'où elle dérive ou le vrai mal soit anéanti et disparaisse complétement.

Cette inflammation éphémère se dissipe ordinairement au bout de huit ou dix jours; puis aussi les nuages ou flocons se condensent et se précipitent vers le bas, pour, assez souvent, dans les premiers accès, se dissoudre, et, en apparence, disparaître entièrement.

C'est cet ensemble de phénomènes qu'on désigne sous le nom d'accès, et la fluxion périodique est une maladie qui ne marche ainsi que par saccades, par intermittence et par accès.

Les accès n'ont pas toujours une marche régulière, et leur durée ne peut pas être limitée; assez souvent l'inflammation est presque éteinte et la maladie à son déclin, lorsque, tout à coup, elle reparaît avec autant de force et d'intensité que précédemment; quelquefois l'accès dure douze ou quinze jours, d'autres fois, il dure six semaines et même deux mois; les premiers sont plus intenses et moins longs, ceux qui suivent sont plus fréquents et moins forts, et, souvent vers la fin, ils se confondent dans l'état habituel de l'œil, sans périodes ni intermittences sensibles, jusqu'à la cécité.

La durée des intermittences n'est pas non plus régulière, et elle varie encore plus que celle des accès, puisqu'elle est quelquefois de moins d'un mois et que je signalerai des faits qui la portent jusqu'à plus de trois années.

La constitution des sujets, le régime et le travail, et aussi le traitement, ont à ce sujet une influence que tout le monde peut comprendre, et que, du reste, ce que j'ai dit ailleurs a déjà pu démontrer pertinemment; il n'est pas non plus facile de prédire ou d'indiquer le nombre des accès qui doivent produire la cécité, parce que, de même à cet égard, des éléments semblables à ceux précités peuvent modifier sensiblement toutes prévisions à ce sujet.

Il ne faut donc pas compter sur la durée des accès ni sur

celle des intermittences pour établir un diagnostic; car, selon les circonstances et les différentes conditions, cette maladie est plus ou moins irrégulière.

D'après ce qui a été dit précédemment sur la fluxion périodique et sur les causes auxquelles je l'attribue, il est facile de pressentir quels moyens et quels traitements je vais conseiller.

C'est ordinairement au début, ou au moment d'un paroxisme, que l'on peut appeler le vétérinaire, et que commence le traitement de la fluxion périodique; alors l'inflammation apparente semble indiquer, dès le début, la diète, ou une nourriture peu substantielle et la saignée.

Cependant, ici, il ne faut pas tant se hâter; il ne faut pas faire de la médecine de symptômes, car il y aurait de grandes méprises, et le traitement, en apparence palliatif, rendrait le danger plus certain. Si on est sûr que l'inflammation est essentielle et que le sujet ne soit pas d'une constitution lymphatique, on pourra avec sécurité et rationnellement appliquer un traitement antiphlogistique (bien que, selon moi, les saignées ne soient jamais très avantageuses dans les maladies des yeux et de la tête); mais lorsqu'avec le larmoiement, l'inflammation ou le gonflement des paupières vous aurez remarqué une teinte gris souris, ou ardoisée, ou verdâtre de la cornée et des humeurs aqueuses, ne saignez pas et n'employez pas les débilitants; car toutes les médications affaiblissantes, au lieu d'être salutaires et curatives, ne feraient qu'empirer la position, en favorisant le vice constitutionnel sous l'influence duquel cette maladie prend naissance et s'entretient.

Disciple de l'école dite physiologique de Broussais, à ma sortie de l'école d'Alfort, lorsqu'on me présentait un cheval atteint de larmoiement, de gonflements, de rougeur et d'inflammation de l'œil, que cet organe eût ou n'eût pas perdu une partie de sa diaphanéité, je saignais, je mettais au régime blanc et au barbotage, et j'insistais dans ce traitement, sans obtenir jamais d'amélioration, lorsque l'œil était atteint de la fluxion périodique; mais comme on m'avait toujours indiqué, et que tout le monde me disait que cette maladie était incurable, je me résignais sans me contrarier beaucoup de mes nombreux insuccès.

En 1828, une dame de Reims avait une jument qui fit un poulain qu'elle plaça chez un de ses fermiers dans les Ardennes; et à cinq ans, en 1833, ce jeune cheval fut vendu à M. Berton, maitre de poste, après avoir eu deux accès de fluxion périodique; vétérinaire de ce dernier, qui avait bien apprécié l'affaiblissement des yeux par la fluxion, je lui conseillai de restreindre l'avoine, et de faire saigner de temps en temps le jeune animal afin de prévenir de nouvelles inflammations et de lui conserver la vue plus longtemps.

Ah bah! fit-il, les mauvais yeux de ce cheval ne l'empêcheront pas de courir, tandis que si je le prive d'avoine et que je le fasse saigner, cela ne lui donnera pas de jambes; tout bien considéré, provisoirement il faut qu'il marche, et plus tard, s'il devient fourbu, vous le saignerez.

En effet, ce cheval courut trois années à la poste, pendant lesquelles il n'eut aucun accès de la maladie qui l'avait frappé dans les conditions d'un régime plus doux et moins échauffant.

Plus tard, fatigué des jambes, et non à cause de la vue, il fut replacé chez un cultivateur, dans des conditions moins dures et moins fatigantes que celles des postes; mais, sous ce nouveau régime de culture, de foin, de barbotage et de travail modéré, bientôt la maladie reparut, et l'œil droit fut presque perdu, et le gauche sensiblement compromis dans le cours d'une année.

Enfin, après seize mois, il fut une troisième fois revendu à vil prix et placé chez un relayeur de diligences, où, pendant quatre années, en mangeant force avoine et en courant sans interruption, sa vue se remit, sans que de nouveaux accès vinssent troubler l'amélioration et son rétablissement.

Ce fait m'est revenu toujours en mémoire, et c'est à dater de ce moment que mes convictions se sont trouvées ébranlées à l'égard de la thérapeutique sur la fluxion périodique.

Tout bien considéré, cela n'a rien d'étonnant et me parait très conséquent, dans le sens exact de l'étiologie de cette maladie ; car si les animaux d'une constitution humorale et lymphatique sont les plus exposés à la fluxion périodique, et si les saignées, les barbotages, les relâchants, et un long séjour à l'écurie augmentent encore les chances déjà acquises naturellement, en plaçant ces animaux dans des conditions opposées, on préviendra logiquement cette maladie et on se placera dans la voie qui doit conduire à sa guérison.

Tout le monde n'est-il pas d'accord, et n'avons-nous pas fait voir et démontré clairement que la fluxion périodique est un trouble des humeurs transparentes du globe de l'œil ; mais, que ce trouble soit l'effet d'une exsudation sanguine ou albumino-sanguine, ce sont toujours des matières anormales et étrangères qui ne devraient pas exister et qu'on ne peut détruire, évincer et résoudre par les mêmes moyens que ceux employés pour combattre l'inflammation.

Il ne me paraît pas probable non plus, comme l'ont avancé quelques auteurs, que ces troubles soient déterminés par la vive chaleur d'une inflammation ; car ce phénomène serait commun à toutes les ophthalmies, et ce ne serait pas, comme je l'ai souvent signalé, après les saignées qu'on les verrait apparaître ou augmenter.

Enfin, les troubles gris, glauques ou verdâtres ne peuvent jamais trouver dans l'inflammation, selon moi, leur raison d'être, et, qu'ils soient dus à n'importe quel genre de perturbation, ce n'est pas par les débilitants et les saignées qu'on pourra les atteindre et obtenir leur résolution.

La fluxion périodique est une lésion de l'œil ; c'est incontestable, mais une lésion à part, symptomatique et qui n'existe que comme preuve d'une constitution viciée dans son origine, ou bien, par le climat, l'alimentation ou un mauvais régime.

En partant de ces principes, il est urgent et indispensable avant tout de modifier les constitutions lymphatiques et humorales par un régime tonique, l'avoine et un travail actif et fortifiant; et, pour que l'on conserve une impression inaltérable de mes convictions à l'égard de la méprise profonde dans laquelle on se trouve lorsque l'on combat la fluxion périodique par les moyens ordinaires, je commence mes conseils par exclusion, puis, pour être d'accord avec mon opinion, l'étiologie et les faits que j'ai rapportés; on comprendra que je ne veux aucun des moyens employés et applicables aux ophthalmies ordinaires.

Je ne veux pas de saignées, je ne veux pas de barbotages, je ne veux pas de régime blanc et de ces alimentations volumineuses de paille et de son, qui, distribuées ordinairement aux animaux, sous prétexte qu'elles sont peu nourrissantes, ne font que les gonfler, les boursoufler et les amollir. J'ai dit précédemment que les aveugloirs peuvent hâter la fluxion périodique; par conséquent, sous prétexte de prévenir le vertige chez les chevaux qui tournent attelés aux manéges, ou sous celui d'abriter les yeux d'une lumière trop vive, je ne veux pas, sur ces organes, de ce harnais ; je ne veux pas non plus de cataplasmes, ni de ces bandages lourds et matelassés, ni de fomentations émollientes sur les yeux, parce que la châleur et les relâchants, dans ce cas, atonisent, affaiblissent et aggravent le mal et empêchent sa guérison.

Si, comme l'indiquent M. U. Leblanc et d'autres auteurs, les causes affaiblissantes prédisposent à la fluxion périodique, il est rationnel de proscrire les aliments peu substantiels, les longs séjours à l'écurie, les habitations sombres, basses, humides et peu aérées, et tous les antiphlogistiques, qui doivent compromettre davantage les animaux et augmenter le danger qui les menace.

Si, en thérapeutique, on doit toujours soustraire les sujets aux causes qui disposent ou engendrent les maladies, il n'est pas rationnel et indispensable, pour prévenir la fluxion périodique, lorsque les animaux y sont prédisposés, soit par hérédité, soit par leur constitution ou par des accès qu'ils auraient eus précédemment, de modifier leur tempérament en changeant le régime et l'alimentation auxquels ils sont généralement soumis chez nos cultivateurs, et de leur donner de suite une nourriture plus restreinte et plus concentrée, qui convient toujours mieux à tous ceux menacés ou atteints de cette maladie.

Le traitement antiphlogistique, que j'ai employé assez longtemps dans ma pratique contre cette maladie, n'a jamais été pour moi qu'erreur et déception.

Aussitôt les premiers accès de la fluxion périodique, au lieu de conseiller, à chaque paroxisme et même dans l'intervalle pour les prévenir, de soumettre les animaux à un régime blanc et de faire une ou plusieurs saignées, selon l'état plus ou moins pléthorique des sujets, je les soustrais à toute espèce de débilitation, je fortifie par de l'avoine et des toniques, je veux qu'ils ne restent jamais enfermés, qu'ils sortent et travaillent beaucoup; et puis, absolument, je le répète encore, je ne veux dans aucun cas de saignées, non seulement parce qu'elles affaiblissent la constitution et qu'elles agissent pour la fluxion, mais aussi, parce qu'elles sont nuisibles à la résorption et à la résolution des matières et substances qui troublent la vue.

Si les écuries sont mauvaises et qu'on ne puisse en avoir d'autres, il faut absolument faire des changements, selon les cas, soit dans l'élévation, soit dans le sol, soit dans l'aération, les jours et les ouvertures.

Dans la fluxion périodique, pendant l'accès l'œil est impressionnable à la lumière, et, à ce premier moment, en soustrayant l'animal à toutes les influences atoniques et affaiblissantes, il faut en même temps appliquer, fixée à la têtière du licol et flottante sur le front et l'orbite, une toile légère qu'il est urgent de rafraîchir le plus souvent possible : cette toile est tempérante et amoindrit la chaleur, en même temps qu'elle est astringente et résolutive, et qu'elle peut dissiper et éteindre les nuages et les brouillards de la vue.

Pour rafraîchir la toile et faire des fomentations sur les yeux, on emploiera l'eau froide ou des infusions de sureau froides, dans lesquelles, si les douleurs sont très vives, on mettrait quelques gouttes de laudanum qui pourront calmer, sans nuire à l'effet résolvant ou résolutif.

Pour nourriture, on donnera par jour huit à dix kilog. de paille de froment, cinq à huit litres de bonne avoine, et on présentera à boire de l'eau dans laquelle on aura jeté un peu de son et une poignée de sel, mais sans la laisser jamais en permanence et en barbotage pendant toute la journée.

En outre, on donnera le matin un électuaire composé de carbonate de fer, de gentiane et de carbonate de soude et d'aloès, et, le soir, un lavement d'eau chaude passée tout uniment sur une poignée de cendres de bois ordinaire.

Cependant, si l'inflammation de l'œil était trop vive, tenace et persistante, et que l'animal manifestât d'extrêmes souffrances par une fièvre de réaction, l'avoine serait momentanément retranchée ; et on appliquerait au passage des sangles, trois à quatre cents grammes de farine de moutarde, délayée dans de l'eau froide, sans manquer d'ajouter du laudanum aux fomentations précédemment prescrites sur le front et sur les yeux.

Après une huitaine de jours, lorsque l'œil aura perdu son irritabilité maladive, et que l'humeur anormale, formée ou épanchée dans les chambres, aura commencé à s'agglomérer et à se précipiter, on devra appliquer, tout contre l'épaule et sur le côté de l'œil malade, ou sur chacun d'eux s'ils sont en même temps atteints, deux ou trois très longs sétons, le plus rapproché possible l'un de l'autre, s'étendant depuis l'origine de la crinière jusque contre et au-dessus de la trachée-artère, et avec le soin de pratiquer dans leur trajet une ou deux ouvertures à la peau, pour que, avec celles des extrémités, elles laissent un écoulement libre et facile à la quantité considérable du pus qui devra se produire.

Les sétons, comme dérivatif, attirent la fluxion sur un autre point, sans s'opposer à la résolution des matières qui obstruent l'œil et l'embarrassent, tandis que la saignée, en atonisant cet organe, empêche la résorption et le met dans l'impossibilité de s'en débarrasser.

Les sétons posés, l'animal peut travailler, d'abord parce que, bien que le collier doive en partie les recouvrir, celui-ci ne pose que sur l'épaule et le poitrail, et qu'il n'est qu'un stimulant sans gêne ni douleur pour le tirage; ensuite parce que le travail, au lieu de nuire, est nécessaire et favorable à la guérison.

Quant à ces sétons, il faut les presser souvent et les tenir propres, sans les laver beaucoup, parce que, très longs, ils jettent énormément et qu'ils donnent du pus en abondance.

Il faut aussi ne pas négliger les cordons, car ils pourrissent très vite et ont besoin d'être fréquemment renouvelés.

En même temps que les premiers symptômes se calmeront, qu'il y aura moins de rougeur et d'injection, et que l'œil commencera à s'éclaircir, l'alimentation se fera sans foin, comme dans les premiers moments, mais un peu plus en avoine, et cependant, pendant l'accès, toujours sans excès, et à des doses relatives à la force et à la taille des sujets, et aussi à la somme des travaux et fatigues qu'ils ont à supporter.

Alors, pour faciliter la résolution des flocons de l'œil, pendant quelque temps on fera dissoudre dans l'eau qui doit servir aux ablutions et à rafraîchir la toile, 100 à 200 grammes de sulfate de zinc par litre d'eau ou d'infusion.

Le sulfate de zinc, pur et en poudre, insufflé dans l'œil, m'a donné aussi très souvent d'excellents résultats.

Les électuaires ou lavements purgatifs, si on a jugé à propos d'y avoir recours, devront être suspendus aussitôt qu'aura commencé l'action des exutoires; il y a une chose dont j'ai été frappé dans le traitement de la fluxion périodique, c'est que toutes les fois qu'on établit des exutoires à proximité de de l'organe malade, cela surexcite le sujet et augmente et aggrave la maladie, et aussi, que dans le cas où ces dérivatifs en sont trop éloignés, ils restent sans effets et ne produisent aucun résultat.

Il ne faut pas placer des mouches ou des sétons, ni sur l'axoïde, ni sur aucun endroit rapproché de l'organe visuel, parce que cela augmente inutilement l'irritabilité et aggrave ou donne plus d'intensité à la maladie; il ne faut pas davantage en placer aux fesses ou au poitrail, parce qu'alors ils sont sans effet et ne produisent aucune amélioration.

C'est donc seulement à l'endroit, et dans les proportions que j'ai indiquées, qu'il faut placer les exutoires, pour obtenir des succès et la guérison.

Les sétons doivent rester au moins deux mois, après lesquels ils seront supprimés, mais isolément et l'un après l'autre, et *même chacun d'eux en deux fois*, en laissant un intervalle de 8 à 10 jours entre chaque suppression; puis un ou deux purgatifs devront terminer le traitement, et l'animal restera toujours à un régime tonique et à une alimentation peu volumineuse qui, seule, selon moi, est capable de prévenir les accès et d'en atténuer les conséquences.

Les chevaux qui travaillent fort, et qui sont soutenus avec de l'avoine, sont moins exposés à la fluxion périodique que ceux qui sont dorlotés et entretenus avec une alimentation abondante ; l'embonpoint et l'état prospère des sujets étant favorables aux accès, il est indispensable que ceux qui en ont déjà été atteints soient soumis à des exercices fatigants et à une nourriture sèche, pour prévenir des rechutes et éviter leurs terminaisons ordinaires.

Si, pendant le séjour et l'action des sétons, il y avait quelques réminiscences, que l'œil pleurât, redevînt trouble et que l'inflammation reparût, on administrerait un purgatif, et on réappliquerait les sinapismes comme il a été dit précédemment, pour éteindre le nouvel accès et pour remettre les choses en bonne voie.

Le traitement terminé, et sous l'influence du régime indiqué, généralement les accès ne reviennent pas ou sont beaucoup plus longtemps sans reparaître; cependant, s'ils se montraient de nouveau ou si la maladie ne s'éteignait pas complétement, il faudrait continuer le traitement et le renouveler au besoin.

Dans le cas encore où l'œil et le cristallin ne reprendraient pas leur éclat et leur vivacité naturelle, une onction d'onguent ou pommade vésicatoire, appliquée en plein sur la région orbitaire et les paupières, pourrait réusssir, là où les collyres et le sulfate de zinc pulvérisé resteraient sans effets.

Enfin, pour tous les animaux, afin de prévenir la fluxion périodique, il faut des écuries convenablement éclairées, il faut les soumettre à un régime restreint en foin, il ne faut jamais de barbotage, il ne faut jamais de saignées de précaution, et il faut toujours leur donner, et de l'avoine, et beaucoup d'exercice et de travail. Je ne veux pas répondre que, sans exception, le régime et le traitement que je viens recommander, soit infaillible et qu'il réussisse dans tous les cas et dans tous les moments; mais je puis assurer que j'en ai obtenu de nombreux succès, et que, le plus fréquemment à la suite de fluxion intermittente sur les yeux, j'ai ramené les organes à leur état primitif et normal.

Maintenant nous allons rapporter quelques faits qui pourront légitimer l'opinion que nous avons émise sur la supériorité du traitement que nous préconisons contre cette maladie.

En avril 1840, M. E. Clig avait rencontré, au manége Franconi, une jument mecklembourgeoise, sous poil gris pommelé, qui lui plaisait beaucoup et qu'il voulait avoir; séduit par ses formes, ses allures et le plaisir qu'il avait à la monter, malgré mes observations sur l'état des yeux et un engorgement qui me parut avoir quelque parenté avec le farcin, il en devint le propriétaire.

Cette jument avait l'œil droit gonflé, rouge, larmoyant, la vitre en était trouble, et les humeurs brouillées par des flocons et nuages glauques qui commençaient à se précipiter vers le bas.

Ceci traduisait avec évidence la fluxion périodique. Elle était compliquée d'un empâtement, ou plutôt d'un engorgement assez considérable qui remontait au-dessus du jarret.

Cette bête, disait-on, avait fait une chute pour laquelle elle avait été saignée, et ce n'était que depuis que l'œil était devenu aussi malade.

J'appliquai, tout contre la fissure qui partage l'épaule et l'encolure, deux longs sétons, fort rapprochés l'un de l'autre, s'étendant depuis le dessous de la jugulaire jusqu'à la crinière près le garrot, et j'eus soin de faire sortir une ou deux fois l'aiguille dans la longueur de son trajet pour établir des ouvertures semblables à celles des extrémités, et donner au pus un écoulement plus libre et plus facile.

Ensuite, je fis fixer au frontal du licol une bande de toile flottante ou espèce de voile, descendant jusque sur l'arcade orbitaire et recouvrant l'œil, en recommandant de constamment l'humecter avec de l'eau froide.

Cette bête resta en liberté dans une vaste boxe, et reçut pour nourriture, répartie en quatre fois, dix kilogrammes de paille de froment, huit litres d'avoine et environ un litre de farine d'orge de brasseur germée que l'on jetait dans son boire au moment de le lui présenter.

Au bout de quinze jours, les flocons se dissipèrent, et, après deux mois, à huit jours d'intervalle, et en quatre fois, les sétons furent entièrement supprimés.

Après ce premier traitement, cette jument prit tous les mois, pendant les premiers huit jours, le matin à jeun, chaque jour, trente grammes de quinquina en poudre mêlé avec du carbonate de fer et de la crème de tartre, et les deux derniers jours de chaque huitaine, en plus quatre grammes d'aloès.

Cette médication fut continuée jusqu'au mois d'octobre, époque où l'œil ne paraissait plus être le siége d'aucune douleur.

Cependant cet organe avait été si fortement atteint qu'il ne revint pas entièrement dans son état naturel ; la pupille était un peu rétrécie, mais l'animal voyait fort bien et il n'a jamais eu de nouvelle attaque jusqu'à la fin de 1848, époque où il mourut en voyage.

Le 7 janvier 1841, je fus appelé chez M. Chambat, apprêteur à Reims, pour un fort cheval de ville dont l'œil droit était gonflé, rouge, injecté et larmoyant, et qui présentait dans sa vitre un trouble grisâtre qui n'empêchait pas de percevoir les nuages qui, dans l'humeur aqueuse, caractérisent évidemment la fluxion périodique.

Cet œil était malade depuis quatre jours ; on avait cru d'abord que c'était un choc ou des poussières qui en étaient la cause, et ce ne fut que par rapport à la persistance de ces symptômes qu'on se décida à me demander.

Une écurie étroite, très obscure et mal aérée, avec la constitution du sujet, était sans doute la cause de cette maladie.

Je recommandai de faire modifier l'écurie, j'appliquai trois sétons très étendus et le plus rapprochés possible de l'épaule à la base de l'encolure : je fis diminuer la ration de foin, en augmentant proportionnellement celle de l'avoine, et je fis placer sur le front une toile qui devait être constamment mouillée et rafraîchie avec de l'eau froide.

L'animal ne cessa pas un instant de continuer son travail, et les sétons restèrent près de trois mois ; ensuite ils furent supprimés par intervalle de huit jours, puis, après leur suppression complète, pour terminer le traitement, pendant dix autres jours l'animal prit chaque matin un électuaire composé de gentiane, aloès et crème de tartre.

L'œil s'est parfaitement remis, et depuis ce moment l'animal, sous l'influence du régime modifié, n'a jamais eu de nouveaux accès.

J'insiste toujours sur la modification des écuries humides, sans air et sans lumière, car j'ai vu trois chevaux, l'un après l'autre, être atteints de la fluxion périodique dans la même écurie.

En mai 1842, M. Lajoye, commissionnaire de roulage, eut un cheval de camion qui, le lendemain d'une saignée, fut atteint de la fluxion périodique. Les deux yeux, pris simultanément, étaient gonflés, rouges, larmoyants, et présentaient, à travers les cornées qui étaient troubles, des nuages qui bientôt devinrent glauques et verdâtres, et se précipitèrent dans la partie inférieure des chambres aqueuses.

Deux longs sétons placés à la base et de chaque côté de l'encolure, et y séjournant pendant deux mois, une ration d'avoine plus élevée pour suppléer à l'amoindrissement de celle du foin, une toile humectée d'eau et maintenue quelque temps au-dessus des yeux, et enfin, durant huit jours, après la suppression successivement ménagée des sétons, l'administration quotidienne d'un électuaire modérément purgatif, débarrassèrent les yeux de ce cheval et amenèrent sa guérison complète.

J'ai connu ce cheval encore pendant huit ans ; avec une

alimentation sèche et fortifiante, avec beaucoup de travail, et sans qu'il soit jamais saigné, sa vue ne s'est jamais ressentie de la maladie qui l'avait si violemment frappé.

Le 14 mai 1844, M. Bouquet eut un cheval de labour dont un des yeux fut subitement atteint de la fluxion périodique. Cet animal, qui avait quatre ans, était depuis plusieurs jours au barbotage et prenait de l'état, lorsqu'on s'aperçut que son œil pleurait et était malade.

On remarquait un trouble très prononcé de la cornée lucide, et on pouvait, par l'aspect des humeurs et l'état intérieur du globe de l'œil, très sûrement reconnaître les symptômes ou plutôt les signes caractéristiques de la fluxion périodique.

Trois longs sétons sur le col, tout près de l'épaule, dont deux sont restés plus de deux mois, la suppression du barbotage, et le même régime et le même traitement que j'ai indiqués précédemment, triomphèrent de la maladie et mirent cet animal à l'abri des rechutes.

Le 5 septembre de la même année, je fus appelé chez M. Perrin, apprêteur, pour y saigner un cheval dont, soi-disant, l'état de pléthore se traduisait par la rougeur et le larmoiement des yeux. Avant de pratiquer l'opération, j'ai pu remarquer que ce cheval était atteint de la fluxion périodique, et, malgré l'insistance du propriétaire, qui me disait avoir été conseillé par un homme d'une expérience distinguée, je refusai la saignée.

J'appliquai des sétons comme précédemment, je soumis l'animal au régime tonique et fortifiant, et à l'aide de compresses tempérantes et de légers purgatifs, j'obtins la guérison aussi vite et aussi complétement que dans les cas cités ci-dessus.

Dans un très grand nombre de circonstances pareilles, chez MM. Renneville, Lemoine, Lefèvre, Hédin, Chéruy et une foule d'autres qu'il serait long, monotone et inutile d'indiquer, avec les mêmes moyens, le même régime et le même traitement, j'ai obtenu les mêmes succès et les mêmes résultats; par conséquent, il doit être évident que si la fluxion périodique, avec la diète, les saignées, le régime délayant, les émollients sur la vue et les exutoires trop près ou trop éloignés de la tête, est jugée grave, rebelle et incurable, c'est parce qu'on était dans l'erreur et le vague sur les causes qui l'engendrent, la déterminent et l'entretiennent; comme on l'était aussi sur la nature du traitement qui doit rationnellement lui être appliqué.

En publiant ces nouvelles instructions, puis-je avancer que, seul, j'ai trouvé le moyen de guérir la fluxion périodique, ce serait prétentieux, et je ne le veux pas. Cependant, voilà des faits qui me sont personnels et des arguments que, physiologiquement, la science ne peut révoquer, combattre ni démentir; qu'on en prenne note, qu'on les apprécie et les prenne en considération, et le temps et l'expérience pourront reconnaître leur valeur et attester leur mérite.

DEMILLY.

Paris. — Imp. Félix Malteste et Cie, rue des Deux-Portes-St-Sauveur, 22.

www.ingramcontent.com/pod-product-compliance
Ingram Content Group UK Ltd.
Pitfield, Milton Keynes, MK11 3LW, UK
UKHW020226180726
13838UKWH00005B/2205

9 782329 361369